寝ながらできる認知症予防❺

1分間 すっきり体操

山崎律子・上野 幸[編]

余暇問題研究所[著]　東郷聖美[絵]

ミネルヴァ書房

は じ め に

　日本では「人生百年時代」を迎えたと言われるようになりました。この百年に向けて、特に高齢者の方たちが元気で生き生きと人生を楽しむことができれば、これ以上に明るいことは無いでしょう。元気でいるためには、何もしないでじっとしているのではなく、「体を適度に動かすこと」が大切です。

　そのために『寝ながらできる認知症予防』シリーズでは今までに、1分間でできる指体操、筋トレ、ストレッチなどを紹介してきました。イラストを見て理解できたはずの体操が思うようにならなかったり、まだまだ頑張れるのではと感じたり、それぞれの方がそれぞれのペースで、いろいろな体操を楽しんでいただけたことと思います。

　そんな中で今回は集大成として、シリーズ第1巻から第4巻までで取り上げてきた内容を、1冊にまとめてみました。今までの体操にさらに工夫を重ねたものや、新しい体操も加えています。以前にも増して、ページをめくり楽しみながら手足を動かしていただけることと思います。また、体を動かした後の心地よさも味わっていただけることでしょう。

　今まで以上に元気になって、人生百年時代に生きがいを感じていただけたらと願ってやみません。

　この本が出来上がるまでには、多くの励ましやご指導、ご協力がありました。深く感謝いたします。

余暇問題研究所
山崎律子・上野 幸

3

本書の使い方

　この本は、「寝ながらできる認知症予防」をテーマに、横になったまま簡単に取り組める28の体操を収録しています。第1巻から第4巻までの構成を踏まえ、ストレッチ、指体操、筋トレ、リラックス効果のある体操を盛り込みました。読んで笑える、やってみて楽しめるように、ユーモラスなイラストを交えて解説しています。

体操のページ
▼
p10-p65

　1つの体操を見開き2ページに収め、イラストとともに体操の流れを解説。どんな体操かすぐにわかり、本を開いたまま使用できる構成にしています。1週間で7つ取り組むことを想定して、PART.1から4に28の体操を分類しました。

その体操で、体のどの部位を動かすのかが分かるアイコンを添えています。

「ストレッチ」「指体操（手／足）」「筋トレ」「リラックス」のどれにあてはまるのか、該当するアイコンに色が着けられています。

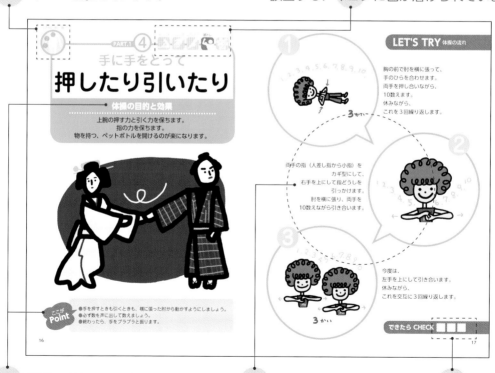

体操の目的と効果、取り組むときのPointをまとめています。

体操の流れは、すべて3ステップで解説しています。

取り組んだ体操には、チェックをつけましょう。

「はじめる前」
と
「終わった後」
▼
p8-p9

体操をスムーズにはじめて、終了後にはクールダウンすることができるように、「はじめる前」の準備と「終わった後」の息抜きの流れもまとめました。体操前と体操後に、ぜひやってみてください。

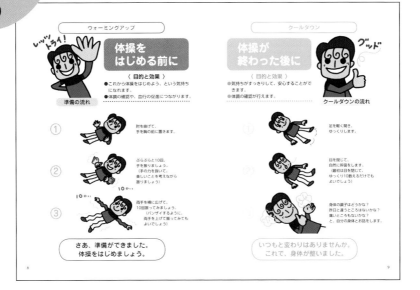

巻末の
体操リスト
▼
p66-p67

この本に掲載している体操の種類や、体のどの部位を動かす体操なのかが一望できるように、リストをつくりました。体操の全体像を把握するのに活用してください。

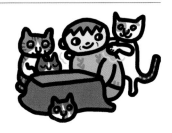

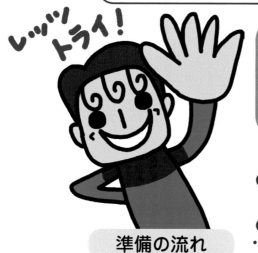

体操を はじめる前に

〈 目的と効果 〉

● これから体操をはじめよう、という気持ち
になれます。

● 体調の確認や、血行の促進につながります。

準備の流れ

① 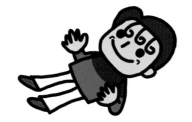 肘を曲げて、
手を胸の前に置きます。

② 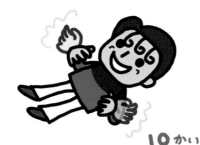 ぶらぶらと10回、
手を振りましょう。
（手の力を抜いて、
楽しいことを考えながら
振りましょう）

１０ かい

１０ かい

③ 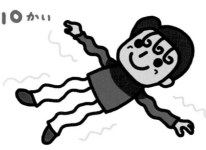 両手を横に広げて、
10回振ってみましょう。
（バンザイするように、
両手を上げて振ってみても
よいでしょう）

さあ、準備ができました。
体操をはじめましょう。

体操が終わった後に

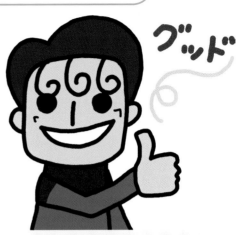

〈 目的と効果 〉

● 気持ちがすっきりして、安心することができます。

● 体調の確認が行えます。

クールダウンの流れ

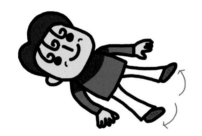

足を軽く開き、
ゆっくりします。

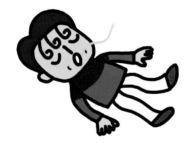

目を閉じて、
自然に呼吸をします。
（最初は目を閉じて、
ゆっくり10数えるだけでも
よいでしょう）

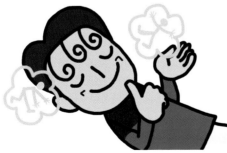

身体の調子はどうかな？
昨日と違うところはないかな？
痛いところもないかな？
と、自分の身体とお話をします。

いつもと変わりはありませんか。
これで、身体が整いました。

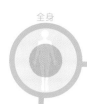
背筋を伸ばして
全身すっきり

体操の目的と効果

血行がよくなります。
気持ちがすっきりします。
さあ、体操をしようという気持ちになります。

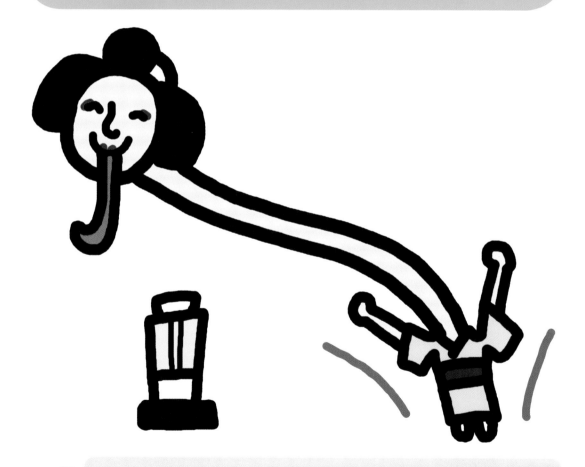

 ここが Point

●焦らず、ゆっくり取り組みましょう。
●徐々に大きく伸ばしていくことを、心がけましょう。
●声に出して数を数えるようにします。

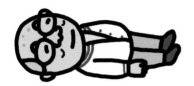

LET'S TRY 体操の流れ

背筋を伸ばします。

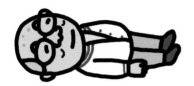

両手をゆっくり上に伸ばしながら、
足もかかとから押し出すように
伸ばします。
この状態で、ゆっくり３数えます。

1. 2. 3

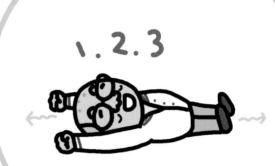

フッと息を吐いて、力を抜きます。
その後で、両手足を伸ばす動きを、
２回繰り返します。

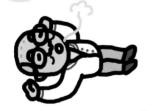

1. 2. 3

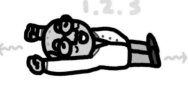

2かい

できたら CHECK ☐ ☐ ☐

11

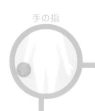

PART.1 ②

楽しく行こうよ

基本のグーパー

体操の目的と効果

脳へ刺激を与え、活性化します。
手指の器用さを身につけます。
指体操の基本の動きです。気がついたときに取り組めます。

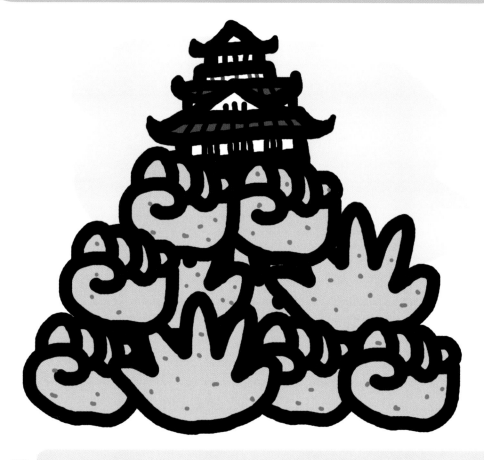

ここが Point

● グーとチョキ、パーとチョキの組み合わせも楽しみましょう。
● 慣れてきたらハイのリズムではなく、イチ、ニ、サン……ハチと、リズミカルに動かしてみましょう。
● グーはしっかり握る、パーとチョキはしっかり伸ばすようにします。

1

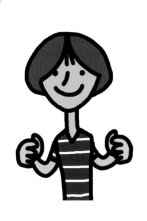

肘を曲げて、
手を胸の横に置きます。

2

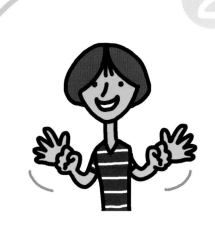

手を握って開いて、
グーパーと繰り返します。

3

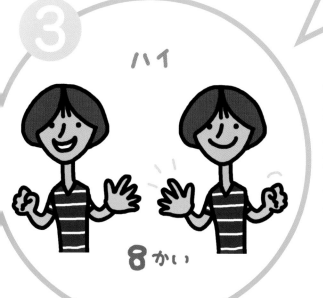

ハイ

8かい

今度は右手をグー、
左手をパーにして
ハイと言ったら右手をパー、
左手をグーに変えます。
ハイと言いながら
グーとパーを入れ替えていきます。
これを8回繰り返します。

できたら CHECK ☐ ☐ ☐

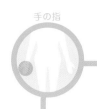
リズムに乗って

最後はポン

体操の目的と効果

脳に刺激を与え、活性化します。
手指の運動になります。
手を打ちながら、リズムを楽しめます。

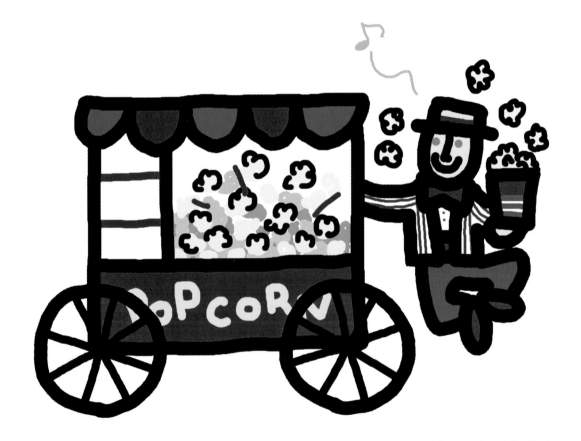

ここが
Point

● 1つずつゆっくり指を合わせていきましょう。
● 慣れてきたら、リズミカルに指を動かし手をたたいてみましょう。
● 4拍子の歌などに合わせて動かしてみるのも楽しいです。

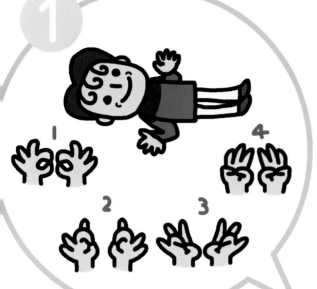

肘を曲げて、手を胸の横に置きます。
イチと言いながら、
親指と人差し指を合わせます。
ニと言いながら親指と中指、
サンで親指と薬指、
ヨンで親指と小指を合わせます。

次に、ゴで親指と薬指、
ロクで親指と中指、
ナナで親指と人差し指を
合わせます。
ハチで最後に、
ポンと手をたたきます。
これを3回繰り返しましょう。

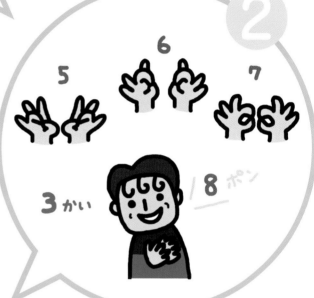

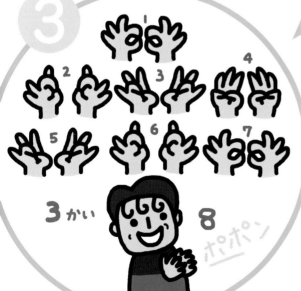

今度は最後の手の打ち方を変え、
ハチでポポンと2回
速くたたいてみましょう。
これを3回繰り返します。

できたら CHECK □ □ □

15

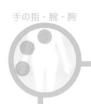

PART.1 ④

手に手をとって
押したり引いたり

体操の目的と効果

上腕の押す力と引く力を保ちます。
指の力を保ちます。
物を持つ、ペットボトルを開けるのが楽になります。

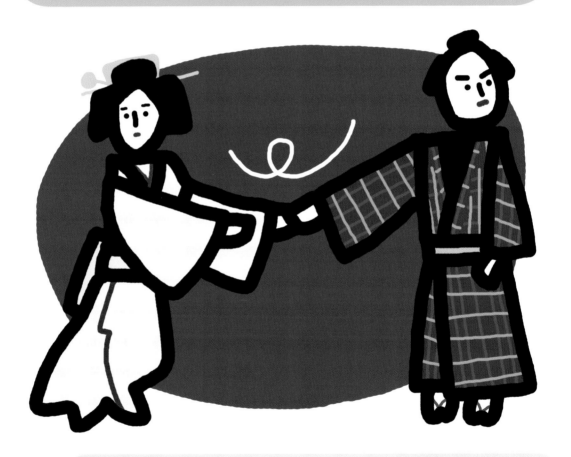

ここが
Point

●手を押すときも引くときも、横に張った肘から動かすようにしましょう。
●必ず数を声に出して数えましょう。
●終わったら、手をブラブラと振ります。

①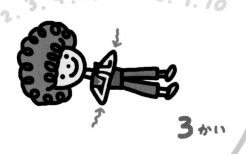

1. 2. 3. 4. 5. 6. 7. 8. 9. 10

3 かい

胸の前で肘を横に張って、
手のひらを合わせます。
両手を押し合いながら、
10数えます。
休みながら、
これを3回繰り返します。

両手の指（人差し指から小指）を
カギ型にして、
右手を上にして指どうしを
引っかけます。
肘を横に張り、両手を
10数えながら引き合います。

②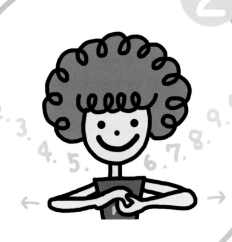

1. 2. 3. 4. 5. 6. 7. 8. 9. 10

③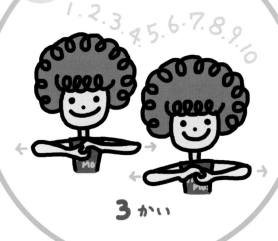

1. 2. 3. 4. 5. 6. 7. 8. 9. 10

3 かい

今度は、
左手を上にして引き合います。
休みながら、
これを交互に3回繰り返します。

できたら CHECK ☐☐☐

17

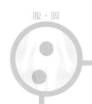 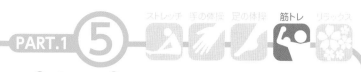
パタパタと
力強いふくらはぎ

体操の目的と効果

脚筋力がつきます。
腹筋力がつきます。
つまずかなくなります。

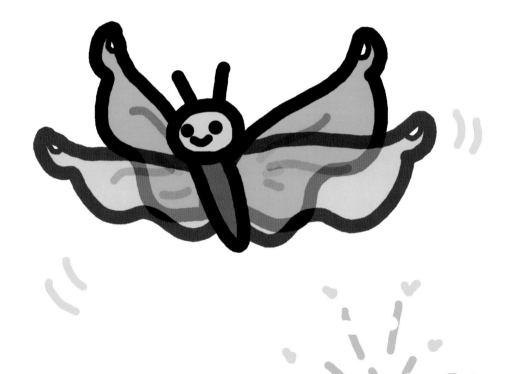

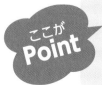
ここが
Point

● ゆっくりと、はじめるようにしましょう。
● つま先は、できるだけしっかり上げます。
● 慣れてきたら、リズミカルに動かしましょう。

1

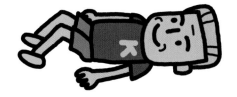

両膝を曲げて、
足を立てます。

両足のつま先を上げます。
イチで両つま先をパタと下ろし、
上に上げます。
10まで繰り返し、
少し休んでから、もう1回やります。

2

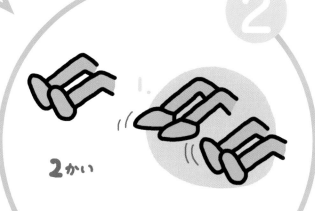

2かい

2.3.4.5.6.7.8.9.10

3

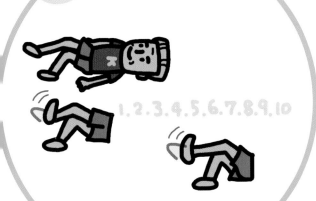

1.2.3.4.5.6.7.8.9.10

今度は右足を伸ばして、
左膝の上に載せます。
右足のつま先をイチで立てて
戻します。
これを10まで繰り返します。
次に左足のつま先を
同じように動かします。

できたら CHECK □ □ □

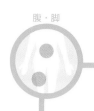 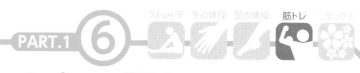
クルクル回して
自転車こぎ

体操の目的と効果

脚筋力がつきます。
腹筋力がつきます。
楽しい気持ちになります。

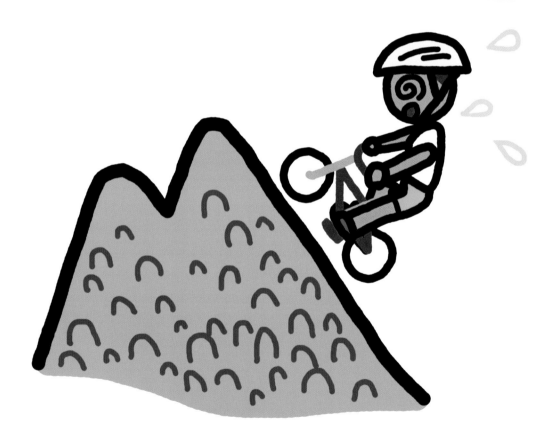

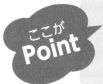
ここが
Point

●小さい動きからはじめるようにしましょう。
●背中が浮かないように、腹筋に力を入れます。
●慣れてきたら、大きな動きにしていきましょう。

①

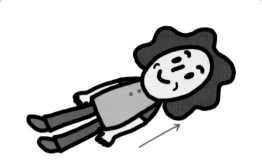

背筋を伸ばして、
両手を体の横につけます。

両膝を曲げて、
少し浮かします。
自転車をこぐように、
イチで右足左足をクルクルと
動かし、10までの数を数えます。
少し休んでから、
2回繰り返します。

②

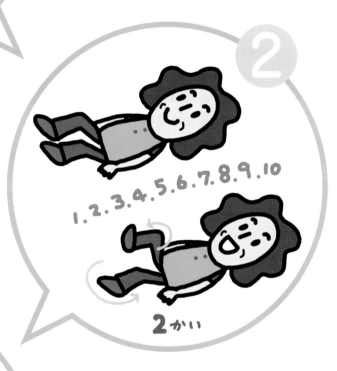

1.2.3.4.5.6.7.8.9.10

2かい

③

1.2.3.4.5.6.7.8.9.10

2かい

今度は後ろにこぐように、
イチで右足左足をクルクルと
動かし、10までの数を数えます。
少し休んでから、
2回繰り返します。

できたら CHECK □□□

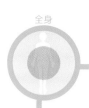
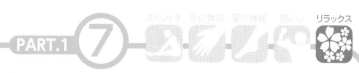

気持ちをゆったり

腹式呼吸

体操の目的と効果

リラックス効果があります
ゆっくりとした大きな呼吸になります。
気持ちが落ち着きます。

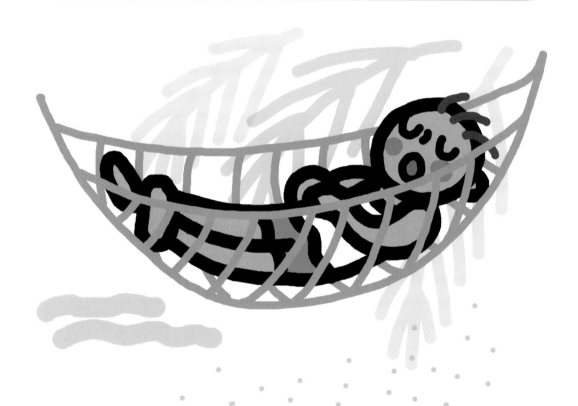

ここが
Point

●大きくゆっくりと呼吸することが大切です。
●鼻から息を吸って、口から息を出します。
●気持ちもゆったりしたものになるように、心がけましょう。

1

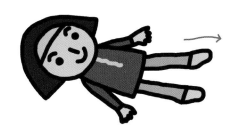

足を軽く開き、
ゆっくり伸ばします。

2

おなかに両手を当てます。

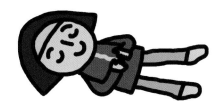

3

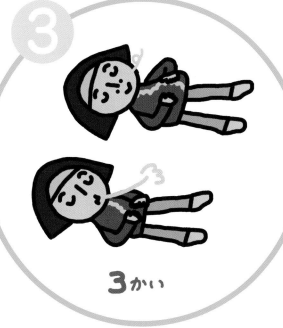

3かい

ゆっくり大きく息を吸います。
（おなかがふくらみます）
次に、
ゆっくり息を吐き出していきます。
（おなかがへこみます）
これを3回繰り返します。

できたら CHECK ☐ ☐ ☐

抱えて開く
グルグルグルストーン

体操の目的と効果

股関節（こかんせつ）の柔軟性がつきます。
脚の血行がよくなります。
気分がすっきりします。

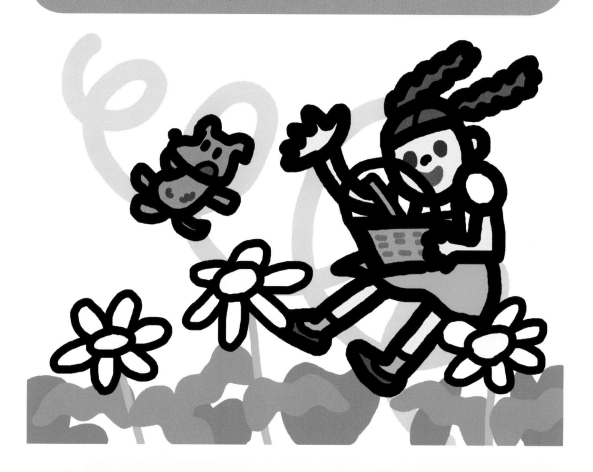

ここが Point

● 背筋を伸ばしましょう。
● 足は大きくゆっくり回します。
● 足を伸ばすとき、息をフッと吐きましょう。

1

3かい

右足を曲げて、
右手で膝を外側から持ちます。
外側に大きく
グルグルグルと3回、回します。

2

回した後に手を離して、
足をストーンと伸ばします。
グルグルグルとストーンを
2回繰り返します。

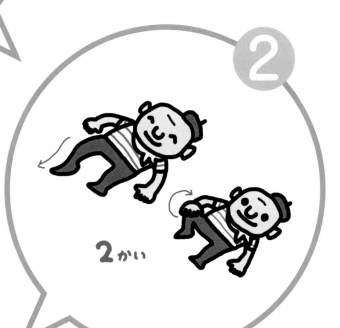

2かい

3

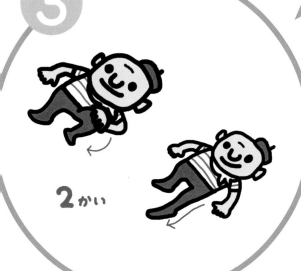

2かい

今度は左足を曲げて、
左手でグルグルグルと3回、回して
ストーンと足を伸ばしましょう。
これを2回繰り返します。

できたら CHECK ☐ ☐ ☐

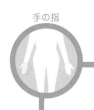

指を交互に

また会う日まで

体操の目的と効果

脳に刺激を与え、活性化します。
手指の器用さを身につけます。
手軽に楽しみましょう。

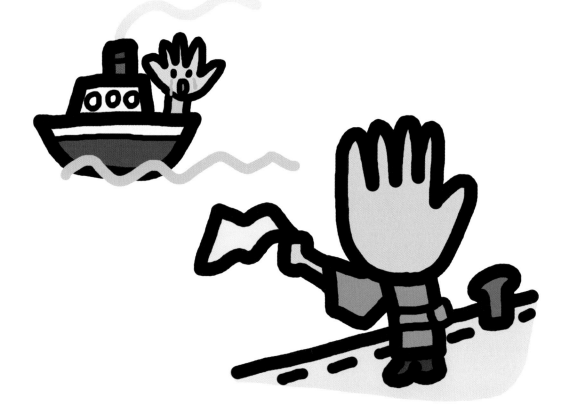

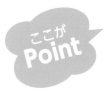
ここが
Point

● 指を1本ずつ動かすときは、他の指が動かないようにしましょう。
● 指を順番に動かすだけでなく、いろいろと動かしてみましょう。
● 手を組み合わせたときは、しっかり挟みます。

1

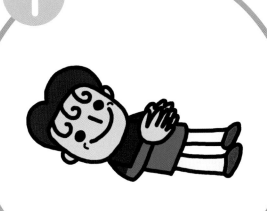

胸の前で、
両手を合わせます。

2

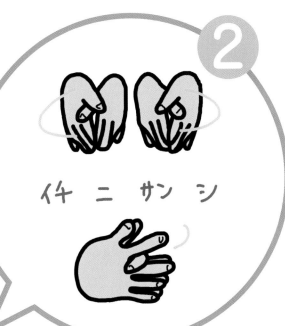

はじめに、親指を交互に
イチ、ニ、サ、シと言いながら
動かします。
続いて人差し指、中指、薬指、
小指の順に、交互に動かします。

3

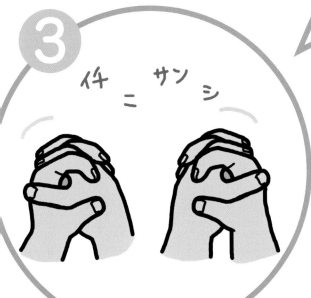

最後に手を交互に
イチ、ニ、サン、シと言いながら
組み合わせてみましょう。

できたら CHECK ☐ ☐ ☐

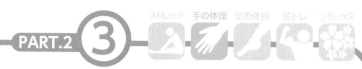

手の指・腕

右と左で
鏡になれるかな？

PART.2 ③

ストレッチ　手の体操　足の体操　脳トレ　リラックス

体操の目的と効果

脳に刺激を与え、活性化します。
肩の柔軟性を保ちます。
手指の運動になります。

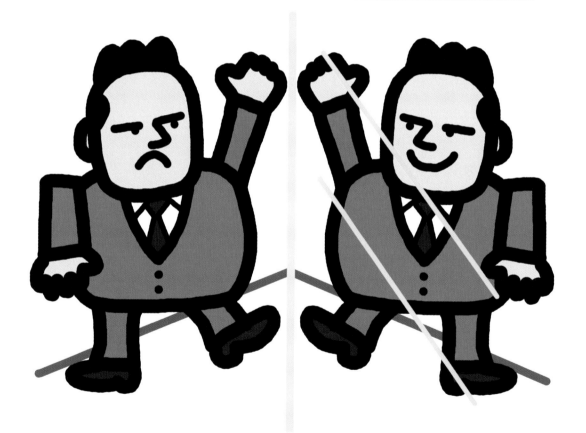

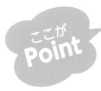
ここが
Point

●指先を動かすだけでなく、腕を使って大きく動かすことにも挑戦してみましょう。
●ひらがなや図形なども書いてみましょう。
●慣れてきたら、短い言葉を書いてみても面白いです。

1

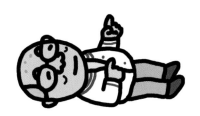

肘を曲げて、
胸の横で人差し指を出します。

2

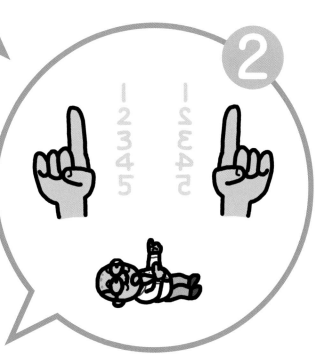

右手で"1"の字を書きます。
このとき左手は鏡文字を書きます。
（上下はそのままで、
左右を反転させた文字のこと）
2、3、4、5と続けてみましょう。

3

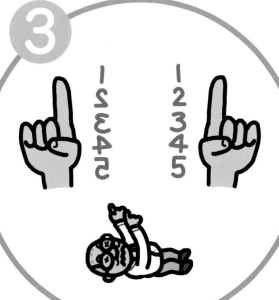

今度は左手で数字を書いて、
右手は鏡文字を書くようにします。

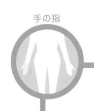

PART.2 ④

トントントントントンエイッで

猿飛佐助

体操の目的と効果

腕の運動になります。
脳へ刺激を与え、活性化します。
手品をしているような気持ちで、楽しくなります。

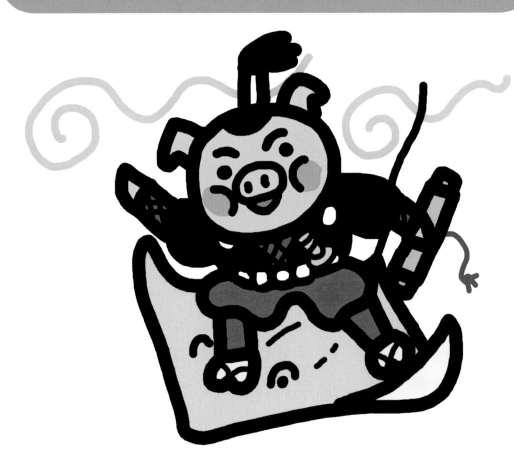

ここが
Point

●はじめはゆっくりと打ち合ってみましょう。
●慣れてきたら、リズミカルに打ち合ってください。
●左手からもはじめてみましょう。

①

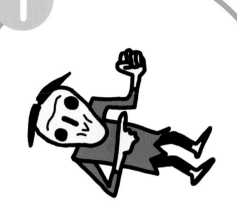

右手は人差し指を出し、
左手はグーの手にします。

②

右手と左手を
トントントントンと４回打ち合い、
エイッの合図で右手はグー、
左手は人差し指に替えます。
またトントントントンと打ち合い、
エイッの合図で
右手と左手の形を入れ替えます。

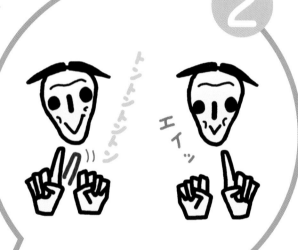

③

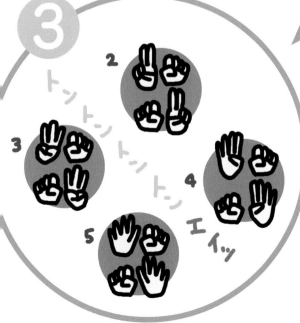

今度は、
右手で人差し指と中指を出します。
左手のグーと４回打ち合い、
エイッの合図で右手はグー、
左手は人差し指と中指に替えます。
指を３本、４本、５本と
増やしていきましょう。

できたら CHECK ☐ ☐ ☐

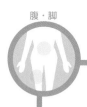

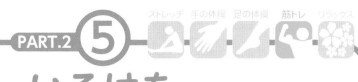

PART.2 ⑤

いろはを
足で書く

体操の目的と効果

脚筋力がつきます。
腹筋力がつきます。
脳へ刺激を与え、活性化します。

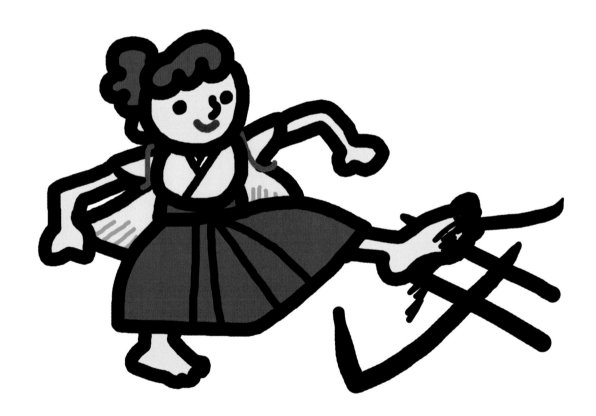

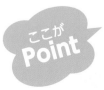
ここが
Point

● なるべく膝を伸ばすように心がけましょう。
● 文字を声に出しながら、足を動かします。
● 慣れてきたら、文字を2文字、3文字と続けてみましょう。

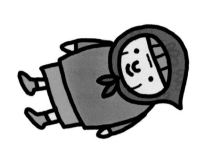

背筋を伸ばします。

右足を少し上げます。
その足で"い"の字を書きます。
今度は左足を少し上げて、
同様に"い"の字を書きます。

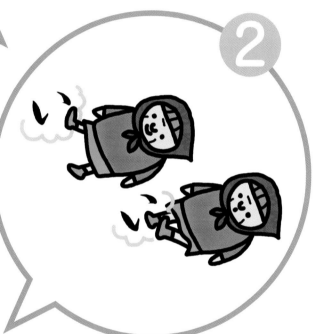

続けて、右足・左足の順番で
"ろ""は"と
書いていきましょう。

できたら CHECK

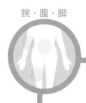

ついて離れて
力いっぱい

体操の目的と効果

脚筋力がつきます。
腹筋力がつきます。
腕の筋肉がつきます。

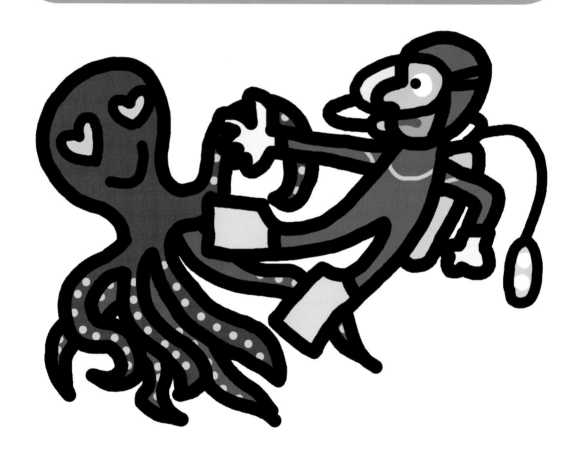

●両膝に挟む枕やテニスボールなどは、準備をしておきましょう。
●必ずイチ、ニ、サンと声に出しましょう
●腰が浮かないように、腹筋に力を入れます。

1

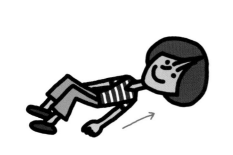

背筋を伸ばしてから、
両膝を曲げて立てます。

2

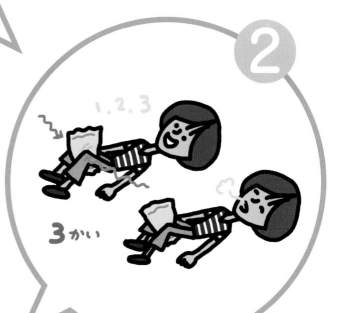

両膝で枕などを挟みます。
イチ、ニ、サンと言いながら
両膝を押し合います。
少し休んでから、3回繰り返します。

3

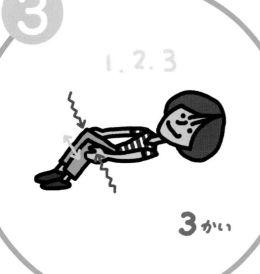

今度は、立てた足を左右に開きます。
このとき右手で右足、
左手で左足を
足が開かないように外側から
イチ、ニ、サンと押さえます。
少し休んでから、3回繰り返します。

できたら CHECK ☐☐☐

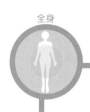
パンパンパンと
身も軽く

体操の目的と効果

血行がよくなります。
気持ちよさを感じられます。
すっきりした気分になります。

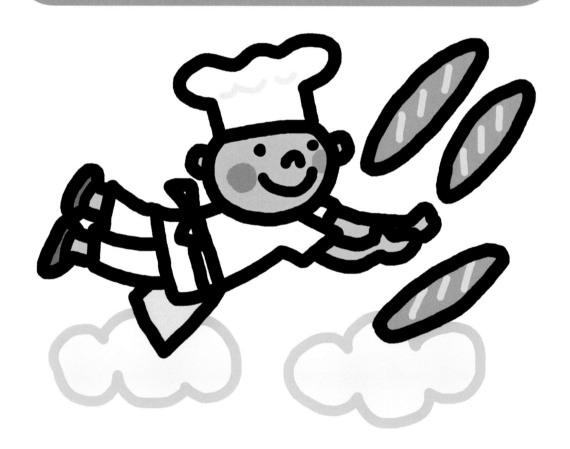

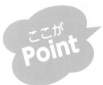
ここが
Point

●心地よくたたきましょう。
●自然に呼吸するように心がけます。
●顔も気持ちよくたたいてみましょう。

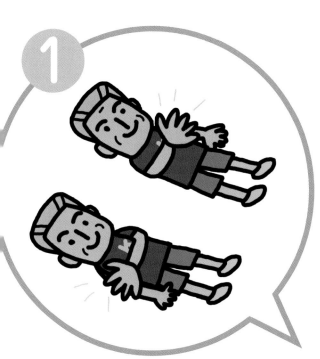

右手をパーにして、
肩から左腕をパンパンパンと
たたきます。
次に左手をパーにして、
肩から右腕をパンパンパンと
たたきます。

さらにいろいろなところを
たたいていきます。

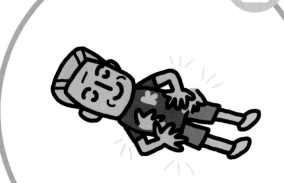

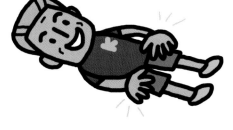

1.2.3.4.5.6.7.8.9.10

同じ部位を、
10まで数えながら
たたきましょう。

できたら CHECK ☐☐☐

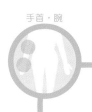
手首を回して
さあ伸ばそう

体操の目的と効果

腕の血行がよくなります。
脳へ刺激を与え、活性化します。
手首の柔軟性を保ちます。

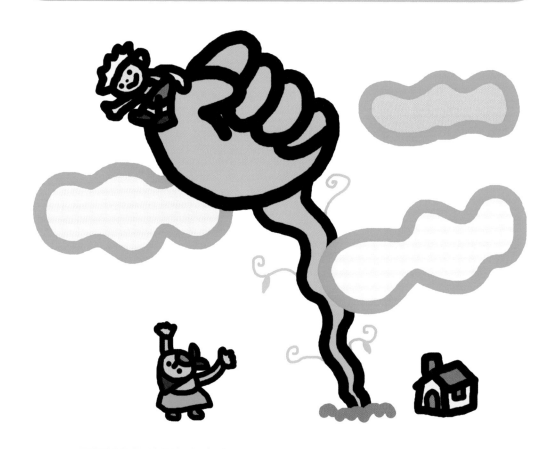

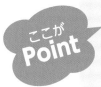
ここが
Point

●両手を伸ばすときは、息をフーと吐くことを忘れないようにしましょう。
●なるべく肘を伸ばすように心がけます。
●背筋も伸ばしましょう。

1

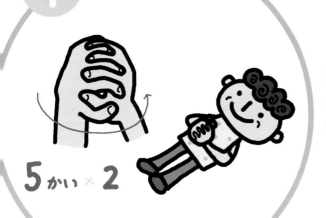

5かい × 2

両手を胸の前で組みます。
グルグルと5回、
手首を回します。
これを、もう1回繰り返します。

2

両手を組んだまま、
前に手を返すようにして、
真上に伸ばします。
これを、もう1回繰り返します。

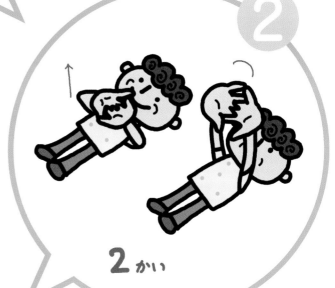

2かい

3

今度は組んだ両手を、
上に伸ばしてみましょう。

できたら CHECK ☐ ☐ ☐

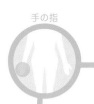
リズムに合わせて
指出し・指折り

体操の目的と効果

手指の運動になります。
脳へ刺激を与え、活性化します。
リズムよく動かすと、心がウキウキしてきます。

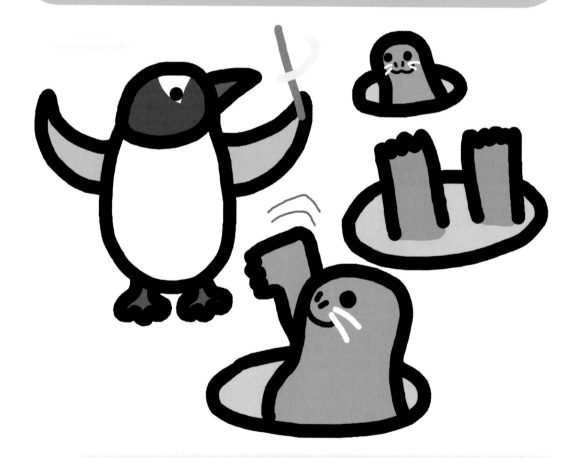

- 数字はしっかり声に出しましょう。
- 指を折る動きは、ゆっくりとはじめるようにします。
- 慣れてきたらリズムを楽しみましょう。

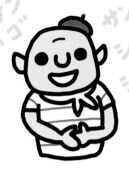

はじめに、数字とリズムを覚えます。
イチ、二、とサン（1、2と3）、
シの二のゴ（4の2の5）、
サン、イチ（3、1）、
シの二のシの二のゴ
　（4の2の4の2の5）

言えるようになったら、
数字と同じ数の指を出します。
1は人差し指、2は人差し指と中指、
3は人差し指と中指と薬指、
4は人差し指から小指、
5はパーの手です。
これを3回繰り返します。

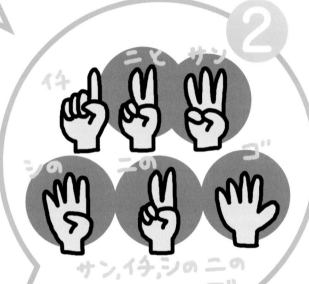

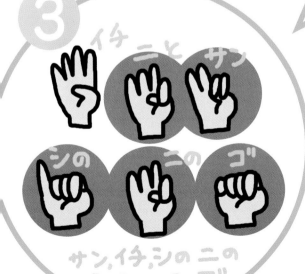

今度は指を出すのではなく
数字と同じ数の指を折ります。
指折りをするように、
親指から順番に折ります。
5はグーの手になります。

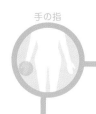

いくつつながる

OKサイン

体操の目的と効果

脳へ刺激を与え、活性化します。
手指の器用さを身につけます。
手指の運動になります。

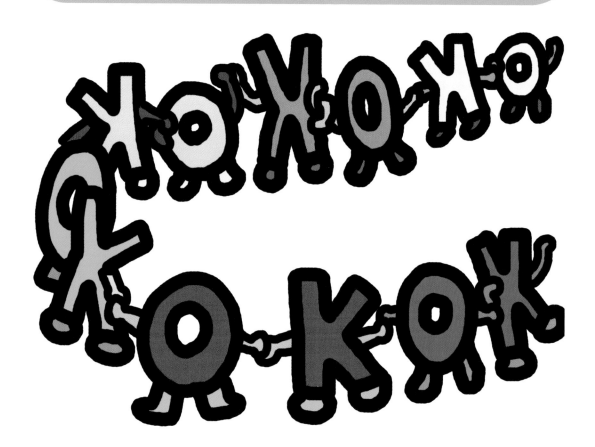

ここがPoint

● ゆっくりと確認をしながらはじめます。

● 慣れてきたらリズミカルに、イチ、ニ、イチ、ニと続けてみましょう。

● OKサインをつなげる順番を、いろいろなところからはじめてみましょう。

①

右手も左手も、
親指と人差し指で
丸（OKサイン）をつくります。
順番に親指と中指のOKサイン、
親指と薬指のOKサイン、
親指と小指のOKサインを
つくります。

②

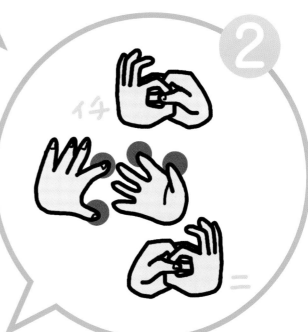

右と左のOKサインをつなげます。
イチで右手の親指が見えるように
人差し指とのサインをつなげます。
ニで左手の親指が見えるように
サインをつなげます。
イチ、ニと合図をかけながら、
それぞれの指のサインをつなげ、
これを3回繰り返します。

③

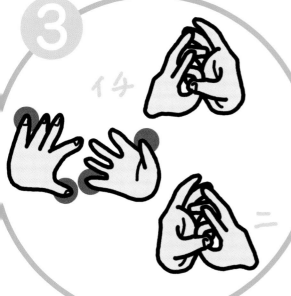

今度は小指から、OKサインを
つなげる動きをはじめてみます。
これも3回繰り返します。

できたら CHECK ☐ ☐ ☐

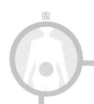

PART.3 ④

お腹の底から

ハッハッハッ

体操の目的と効果

腹筋力がつきます。
血流がよくなります。
楽しい気持ちになります。

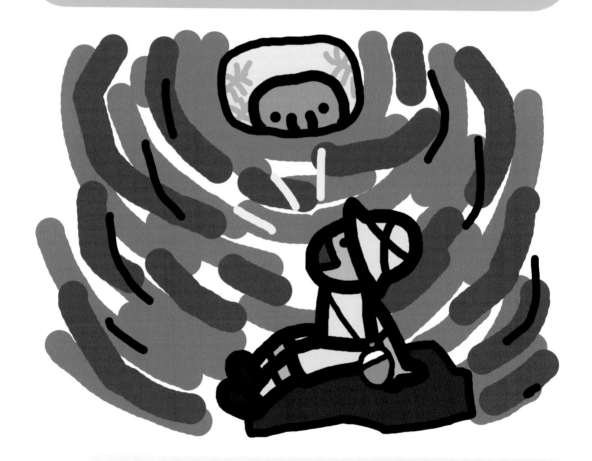

ここが Point

● 両手に腹筋の動きを感じましょう。
● 慣れてきたら、8回続けて発声してみましょう。
● 発声の後で、おかしくなったら、そのまま気持ちよく笑ってください。

①

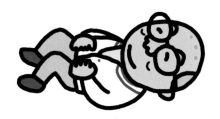

両膝を立てて、
両手をおなかの上に置きます。

②

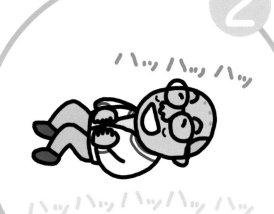

「ハッハッハッ」と、
３回、発声します。
間を置いてから、
次は５回、発声をします。

③

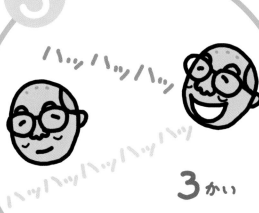

３回と５回の発声を、
３回ずつ繰り返します。

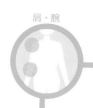

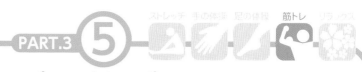

肩・腕

PART.3 ⑤

曲げて伸ばして

力持ち

体操の目的と効果

腕の力がつきます。
肩の柔軟性を保ちます。
荷物が持ちやすくなります。

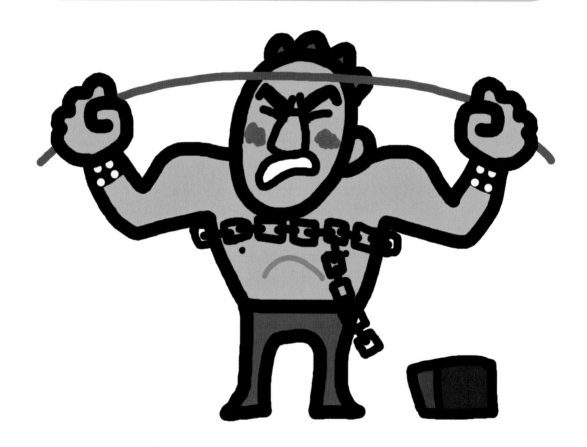

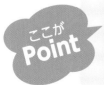

●上げる腕を、少しずつ大きく動かしましょう。
●肩が痛む場合は、休むようにしましょう。
●イチ、ニ……と、10まで声に出すように心がけます。

①

イチ 10まで×2 ニ

手のひらを上に向けて、
からだの横に置きます。
イチで肘を曲げて、
ニで伸ばします。
曲げて伸ばして
10まで繰り返します。
これを、もう1回繰り返します。

②

次に、肘を曲げた腕を
上にゆっくり上げて、下ろします。
これを4回繰り返します。

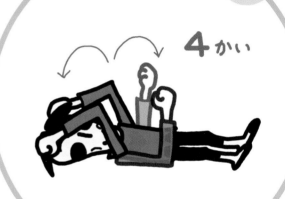

4かい

③

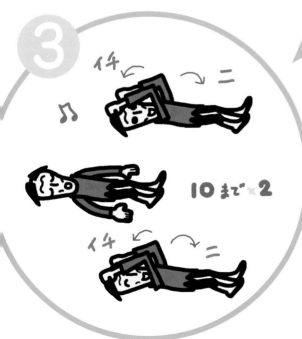

イチ ニ
♪
10まで×2
イチ ニ

今度はリズミカルに、
イチで腕を上に上げて、
ニで下ろします。
この動作を10まで繰り返します。
少し休んでから、
もう1回繰り返しましょう。

できたら CHECK ☐ ☐ ☐

47

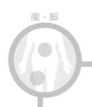
膝を曲げて
エンヤートット

体操の目的と効果

脚筋力がつきます。
腹筋力がつきます。
元気よく歩けるようになります。

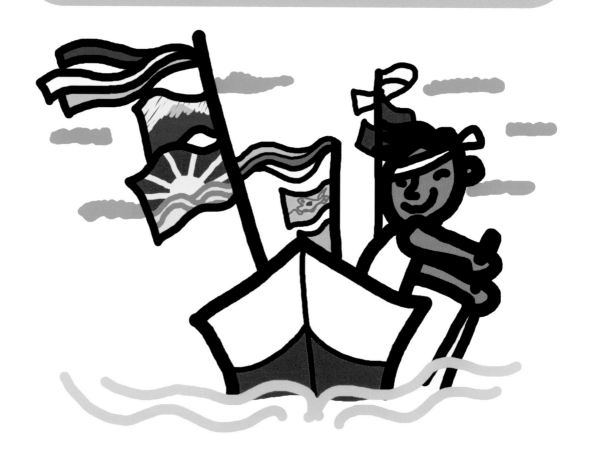

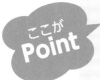

ここが
Point

●浮かした足は、なるべく膝を伸ばしましょう。
●上下の動作は、小さい動きからはじめましょう。
●腰を浮かさないように注意します。

①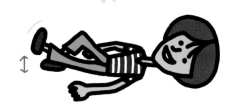

1. 2. 3. 4. 5

右膝を曲げて立てます。
左足を少し浮かせて、
イチ、ニ、……、ゴと言いながら、
左足を上下に動かします。
（イチの合図で上下に動かします）

②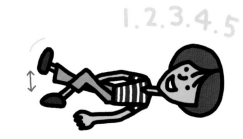

1. 2. 3. 4. 5

今度は、左膝を曲げて立てます。
右足を少し浮かせて、
イチ、ニ、……、ゴと言いながら、
右足を上下に動かします。

③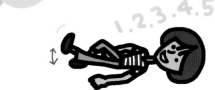

1. 2. 3. 4. 5

2かい

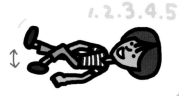

1. 2. 3. 4. 5

左足、右足の順番で、
これをあと2回繰り返します。

できたら CHECK ▢ ▢ ▢

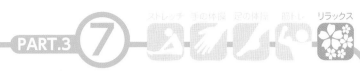
ブラブラ揺すって
気持ちいい

体操の目的と効果

手・指の血行がよくなります。
足先の血行がよくなります。
全身の血行がよくなり、ゆったりとした気持ちになれます。

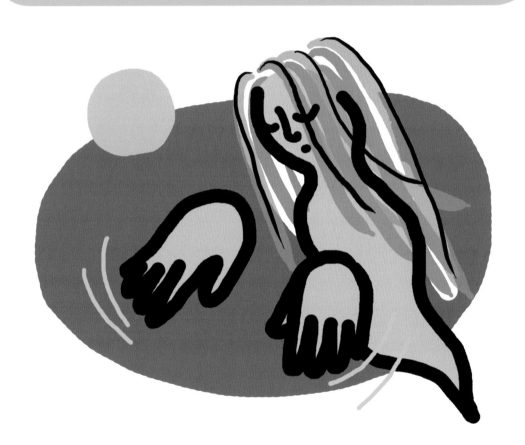

●はじめる前に背筋を伸ばしましょう。
●力を抜いて、よく揺するようにします。
●終わったら、ゆっくりしましょう。

1

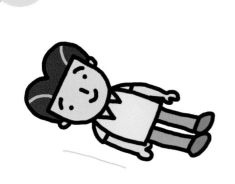

背筋を伸ばします。

2

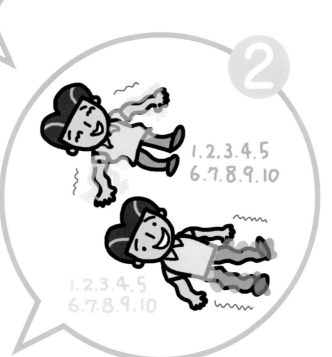

上体をブラブラと揺すります。
両足も横にブラブラと揺すります。
揺すりながら、
それぞれ10数えます。

1.2.3.4.5
6.7.8.9.10

1.2.3.4.5
6.7.8.9.10

3

1.2.3.4.5

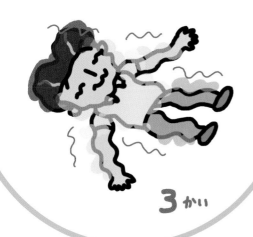

今度は全身をブラブラと揺すり、
この状態で5数えます。
これを3回繰り返します。

3かい

できたら CHECK

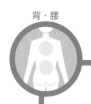

膝を抱えて
あら？ 伸びた

体操の目的と効果

背中・腰の血行がよくなります。
背中・腰の柔軟性を保ちます。
すっきりとした気分になります。

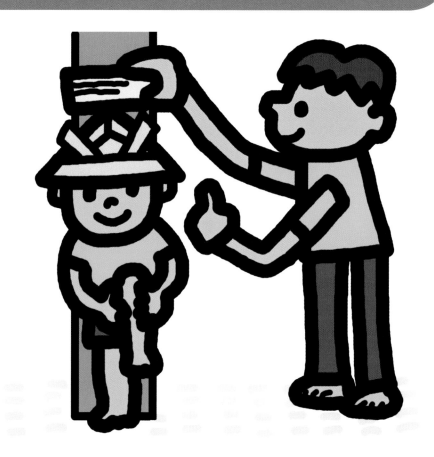

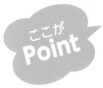

●焦らずゆっくり行いましょう。
●足を抱えるときは息を吐きます。
●慣れてきたら、足を胸に近づけるとき、頭を少し上げてみましょう。

1

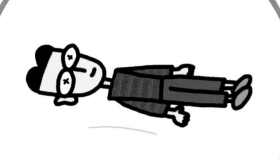

背筋を伸ばします。

膝を曲げた右足を両手で抱えます。
胸のほうに近づけ、
ゆっくり5まで数えます。
次に、膝を曲げた左足を
両手で抱え、胸のほうに近づけます。
ゆっくり5まで数えます。
これを2回繰り返します。

2

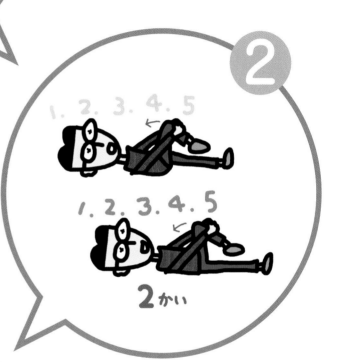

1. 2. 3. 4. 5

1. 2. 3. 4. 5

2かい

3

1. 2. 3. 4. 5

2かい

今度は、両足の膝を曲げて
両手で抱えます。
胸のほうに近づけながら、
ゆっくり5まで数えます。
これを2回繰り返します。

できたら CHECK □ □ □

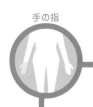
リズムに乗って
増えたり減ったり

体操の目的と効果

脳へ刺激を与え、活性化します。
指の器用さを身につけます。
リズムを楽しめます。

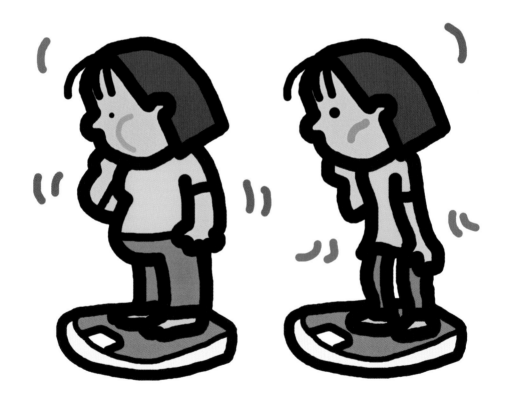

ここが
Point

● 指を出す前に足し算、引き算について考えましょう。
● ゆっくりとはじめるようにします。
● リズミカルに取り組みましょう。

1

まず、両手の人差し指を出します。
この指の足し算をしましょう。
1 ＋ 1 ＝ 2 です。

次に、トントントントントンと
両手を打ち合います。
最後にトーンと打った後、
右手は人差し指と中指を出して2を、
左手はグーで0を表します。
2 ＋ 2 ＝ 4、1 ＋ 3 ＝ 4、
2 ＋ 3 ＝ 5 など
指の足し算をしましょう。

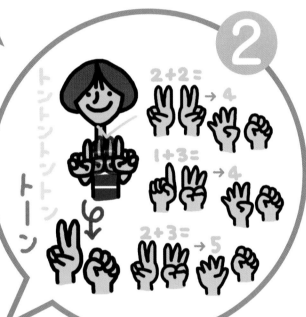

2

3

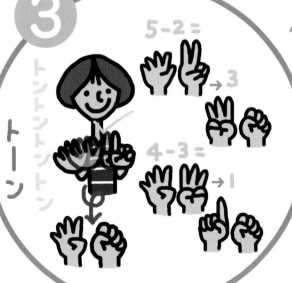

今度は引き算です。
5 － 1 ＝ 4、5 － 2 ＝ 3、
4 － 3 ＝ 1 などの引き算を考えます。
右手の指の数から、
左手の指の数を引いて、
右手に答えの指の数を出しましょう。

なんか変だな
パーチョキグー

体操の目的と効果

脳へ刺激を与え、活性化します。
手指の運動になります。
上手にできると達成感があります。

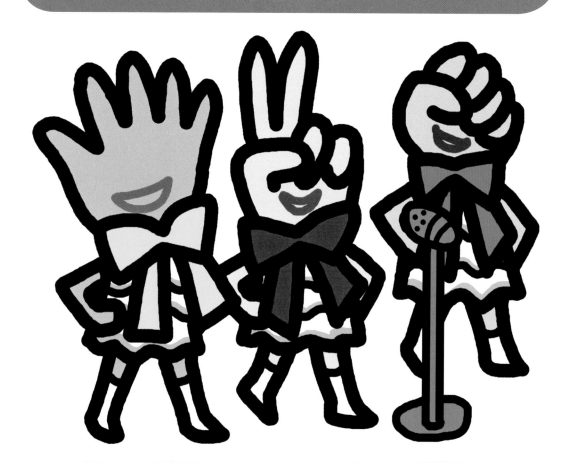

ここが
Point

● パーチョキグーの形を、1つひとつしっかりと出しましょう。
● ゆっくりとはじめるようにしましょう。
● 慣れてきたらリズムを楽しみながら動かします。

1

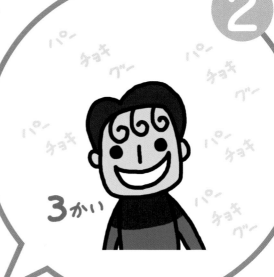

チョキ
パー
グー

3かい

肘を曲げて、手を胸の横に置きます。
パーチョキグー、パーチョキグーと
言いながら、
この動きを3回繰り返します。

2

パー
チョキ
グー
パー
チョキ
グー
パー
チョキ
パー
チョキ
グー

3かい

今度はパーチョキグーのリズムを、
パーチョキグー、パーチョキグー、
パーチョキ・パーチョキ、
パーチョキグーと変化させます。
これを3回繰り返して、
口ずさみます。

3

3かい

変化したパーチョキグーのリズム
に合わせて、手を動かします。
これを3回繰り返します。

できたら CHECK ☐ ☐ ☐

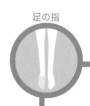
足のあいさつ
伸ばして立てて

体操の目的と効果

足指の可動範囲を広げます。
脳へ刺激を与え、活性化します。
素足の気持ちよさを感じることができます。

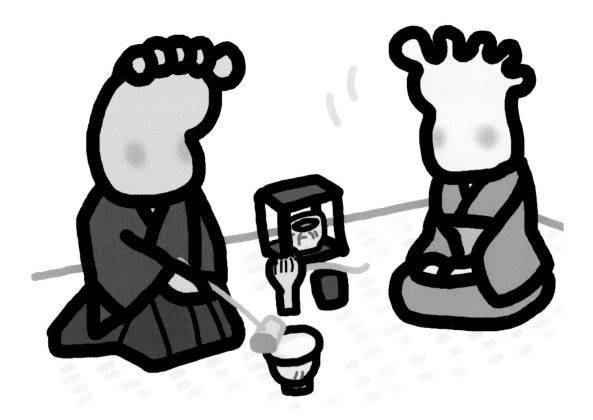

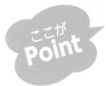ここが
Point

●力まずに行いましょう。
●自然な呼吸を心がけます。
●焦らずゆっくり動かしましょう。

①

まず、背筋を伸ばします。
それから足の力を抜いて、
伸ばしていきます。

息を吐きながら、
指先を丸めて、
イチ、ニ、サンと数えます。
次に、息を吐きながら、
ゆっくり指を開いて、
イチ、ニ、サンと数えます。
これを３回繰り返します。

②

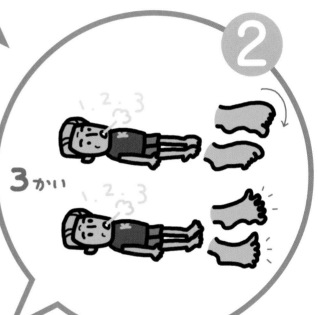

３かい

③

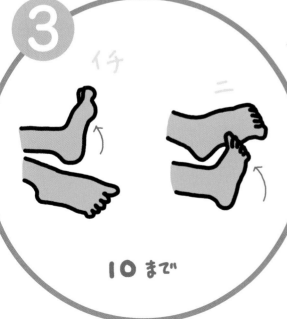

イチ

ニ

10 まで

今度は、
イチで右足のつま先を伸ばして、
左足はつま先を立てます。
足を変えて交互に
10まで繰り返します。

できたら CHECK □□□

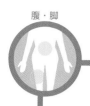

 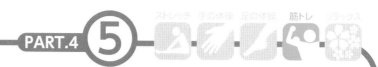

ソーレ頑張れ
膝タッチ！

体操の目的と効果

腹筋力がつきます。
脚筋力がつきます。
姿勢がよくなります。

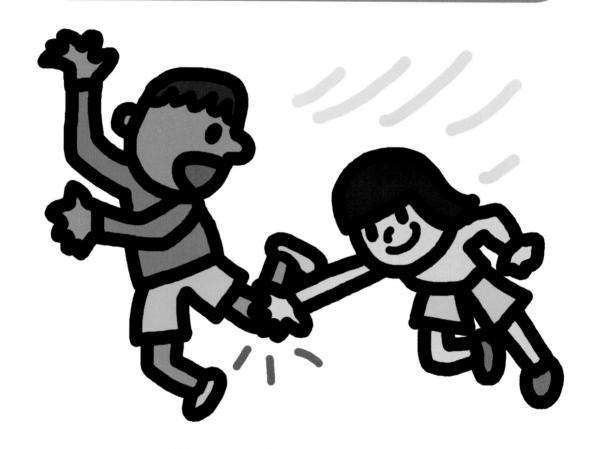

ここが Point

●タッチ！　と言いながら膝をたたきましょう。
●体を動かすときに腹筋を意識します。
●終わったら気持ちよく伸びをしましょう。

①

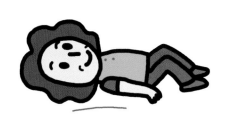

膝を曲げて、足を立てます。
それから背筋を伸ばします。

右膝を少し上げます。
このとき右手で右膝をタッチします
（頭を少し上げます）。
次に左膝を少し上げ、左手で左膝を
タッチします（頭を少し上げます）。
交互に４回ずつ繰り返して、
少し休んでから、
もう４回ずつ繰り返します。

②

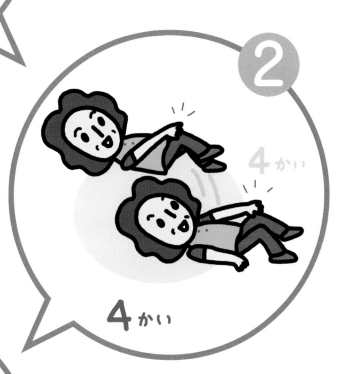

4かい

4かい

③

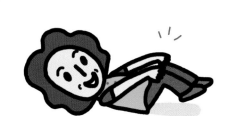

4かい

最後は両足を上げて、
両手で膝をタッチします。
これを４回繰り返します。

できたら CHECK ☐☐☐

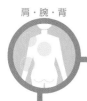

曲げて捻って
しなやかに

体操の目的と効果

腕の力がつきます。
背筋力がつきます。
肩の柔軟性を保ちます。

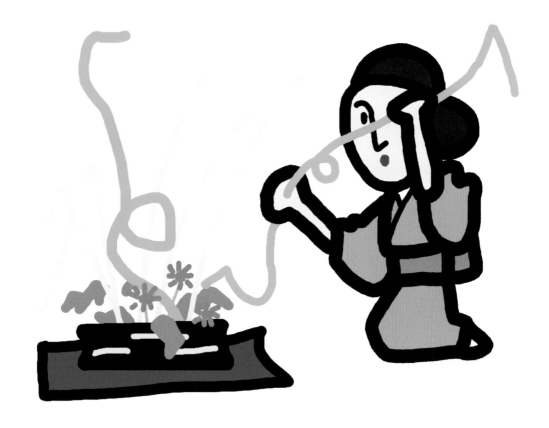

- 腕を捻る動きは、ゆっくりはじめます。
- リズミカルに取り組んでみましょう。
- 慣れてきたら、腕を少し浮かしてみましょう。

1

背筋を伸ばします。
それから両手を横に広げます。

2

肘から両手をイチで曲げて、
ニで伸ばします。
これを8まで続けて、
もう1回繰り返します。

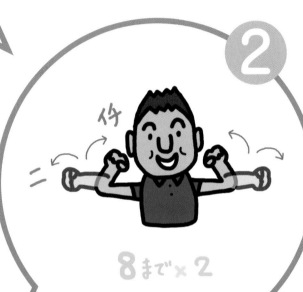

8まで× 2

3

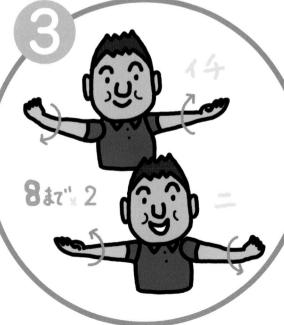

イチ

8まで× 2

ニ

伸ばした両手をイチで、
右手は内側（親指の方向）に
捻ります。
このとき左手は外側（小指の方向）
に捻ります。
ニで反対方向に捻り、
これを8まで続けます。
少し休んでもう1回繰り返します。

できたら CHECK ☐☐☐

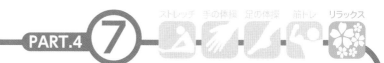
モミモミモミモミ

心地よくリラックス

体操の目的と効果

血行がよくなります。
疲労回復につながります。
気持ちよくなります。

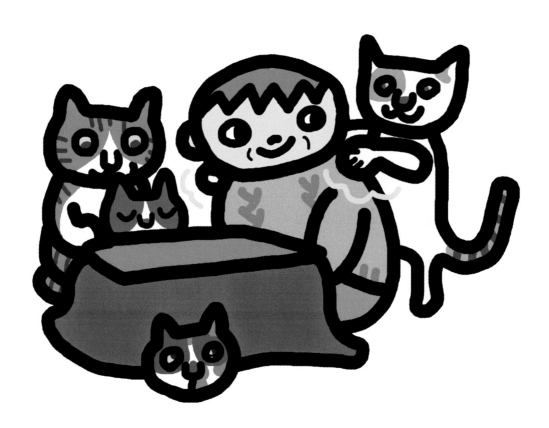

ここが
Point

●あまり強く揉まないように気をつけます。
●ゆったりとした気分で行いましょう。
●気持ちよさを感じましょう。

①

１０かい

背筋を伸ばします。
右手で左肩や腕を、
10回ずつモミモミと揉みます。
次に左手で右肩や腕を、
10回揉みます。

②

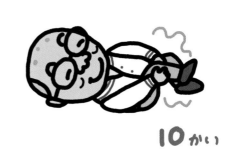

１０かい

膝を曲げて、足を体に近づけます。
左右のふくらはぎや足を
それぞれにモミモミと10回揉みます。

③

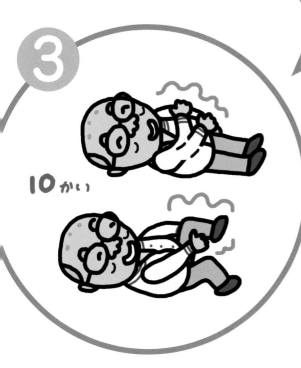

１０かい

①と②のモミモミを、
もう１回繰り返します。
さらに揉みほぐしたいところを
揉んでいってください。

できたら CHECK ☐☐☐

この本の体操リスト

ひとめで わかる

	タイトル	種類	部位	できたらCHECK

PART・1

	タイトル	種類	部位	できたらCHECK
①	背筋を伸ばして 全身すっきり		全身	☐ ☐ ☐
②	楽しく行こうよ 基本のグーパー		手の指	☐ ☐ ☐
③	リズムに乗って 最後はポン		手の指	☐ ☐ ☐
④	手に手をとって 押したり引いたり		手の指 腕・胸	☐ ☐ ☐
⑤	パタパタと 力強いふくらはぎ		腹・脚	☐ ☐ ☐
⑥	クルクル回して 自転車こぎ		腹・脚	☐ ☐ ☐
⑦	気持ちをゆったり 腹式呼吸		全身	☐ ☐ ☐

PART・2

	タイトル	種類	部位	できたらCHECK
①	抱えて開く グルグルグルストーン		脚	☐ ☐ ☐
②	指を交互に また会う日まで		手の指	☐ ☐ ☐
③	右と左で 鏡になれるかな？		手の指 腕	☐ ☐ ☐
④	トントントントントン エイッで猿飛佐助		手の指	☐ ☐ ☐
⑤	いろはを 足で書く		腹・脚	☐ ☐ ☐
⑥	ついて離れて 力いっぱい		腕 腹・脚	☐ ☐ ☐
⑦	パンパンパンと 身も軽く		全身	☐ ☐ ☐

この本に掲載している体操の種類や、体のどの部位を動かす体操なのかがひとめで把握できるリストをつくりました。やり終えたあとのCHECK欄も設けましたので、ぜひ活用してください。

		タイトル	種類	部位	できたらCHECK		
PART・3	①	手首を回して さあ伸ばそう		手首 腕	☐	☐	☐
	②	リズムに合わせて 指出し・指折り		手の指	☐	☐	☐
	③	いくつつながる OKサイン		手の指	☐	☐	☐
	④	お腹の底から ハッハッハッ		腹	☐	☐	☐
	⑤	曲げて伸ばして 力持ち		肩・腕	☐	☐	☐
	⑥	膝を曲げて エンヤートット		腹・脚	☐	☐	☐
	⑦	ブラブラ揺すって 気持ちいい		全身	☐	☐	☐
PART・4	①	膝を抱えて あら？ 伸びた		背・腰	☐	☐	☐
	②	リズムに乗って 増えたり減ったり		手の指	☐	☐	☐
	③	なんか変だな パーチョキグー		手の指	☐	☐	☐
	④	足のあいさつ 伸ばして立てて		足の指	☐	☐	☐
	⑤	ソーレ頑張れ 膝タッチ！		腹・脚	☐	☐	☐
	⑥	曲げて捻って しなやかに		肩 腕・背	☐	☐	☐
	⑦	モミモミモミモミ 心地よくリラックス		全身	☐	☐	☐

編者紹介

山崎律子（やまざき りつこ）

株式会社余暇問題研究所代表取締役・主席研究員。東京都出身。東海大学大学院体育学研究科修士課程修了（レクリエーション専攻）。1984年に研究所を設立、現在に至る。レクササイズ研修会の主催、地方自治体・民間団体主催の高齢者レクリエーション活動支援法の講演・研修会などに東奔西走。大学・専門学校の非常勤講師、日本レジャー・レクリエーション学会の理事、日本老年行動科学会の常任理事。著書に『参加したくなる介護現場のレクリエーション』（中央法規出版）、『シニア世代のための心も体もすっきり体操』（ミネルヴァ書房／編者）など。

上野幸（うえの ゆき）

株式会社余暇問題研究所取締役・主任研究員。東京都出身。東海大学体育学部社会体育学科卒業（レクリエーション、生涯スポーツ専攻）。1984年、山崎とともに研究所を設立、現在に至る。地方自治体で、青少年から高齢者を対象とした幅広い活動実績をもつ。総合型地域スポーツクラブの理事。著書に『介護予防に役立つ筋トレ体操支援マニュアル』（ミネルヴァ書房／編者）など。

イラストレーター紹介

東郷聖美（とうごう せいみ）

絵本作家。女子美術短期大学油絵専攻卒業。高校時代から映画雑誌の似顔絵を長年担当。絵本に『わたしはせいか・ガブリエラ』『みんなくるくるさかのみち』『ひーじー』（ともに福音館書店「こどものとも」）、『ともこちゃんは銀メダル』（ミネルヴァ書房／細川佳代子・お話）など。

株式会社余暇問題研究所

1984年設立。健康・体力づくり、余暇教育・レクリエーションなどの領域についてのコンサルテーション・指導・調査研究などを手がける。

デ ザ イ ン　大野ユウジ（co2design）
Ｄ 　 Ｔ 　 Ｐ　レオプロダクト
企 画 編 集　SIXEEDS

寝ながらできる認知症予防⑤
1分間 すっきり体操

2020年4月10日　初版第1刷発行　　〈検印省略〉
定価はカバーに
表示しています

編　　者　　山　崎　律　子
上　野　　　幸
著　　者　　余 暇 問 題 研 究 所
発 行 者　　杉　田　啓　三
印 刷 者　　森　元　勝　夫

発行所　株式会社　ミネルヴァ書房
607-8494 京都市山科区日ノ岡堤谷町1
電話 075-581-5191／振替 01020-0-8076

©SIXEEDS. 2020　　　　モリモト印刷

ISBN978-4-623-08700-6
Printed in Japan